Manish Kumar Pathak
Udaya Pratap Singh

Conceção, síntese e avaliação biológica de triazinas substituídas

Manish Kumar Pathak
Udaya Pratap Singh

Conceção, síntese e avaliação biológica de triazinas substituídas

Atividade antimicrobiana da S-triazina substituída

ScienciaScripts

Imprint

Any brand names and product names mentioned in this book are subject to trademark, brand or patent protection and are trademarks or registered trademarks of their respective holders. The use of brand names, product names, common names, trade names, product descriptions etc. even without a particular marking in this work is in no way to be construed to mean that such names may be regarded as unrestricted in respect of trademark and brand protection legislation and could thus be used by anyone.

Cover image: www.ingimage.com

This book is a translation from the original published under ISBN 978-3-659-82336-7.

Publisher:
Sciencia Scripts
is a trademark of
Dodo Books Indian Ocean Ltd. and OmniScriptum S.R.L publishing group

120 High Road, East Finchley, London, N2 9ED, United Kingdom
Str. Armeneasca 28/1, office 1, Chisinau MD-2012, Republic of Moldova, Europe
Printed at: see last page
ISBN: 978-620-8-20058-9

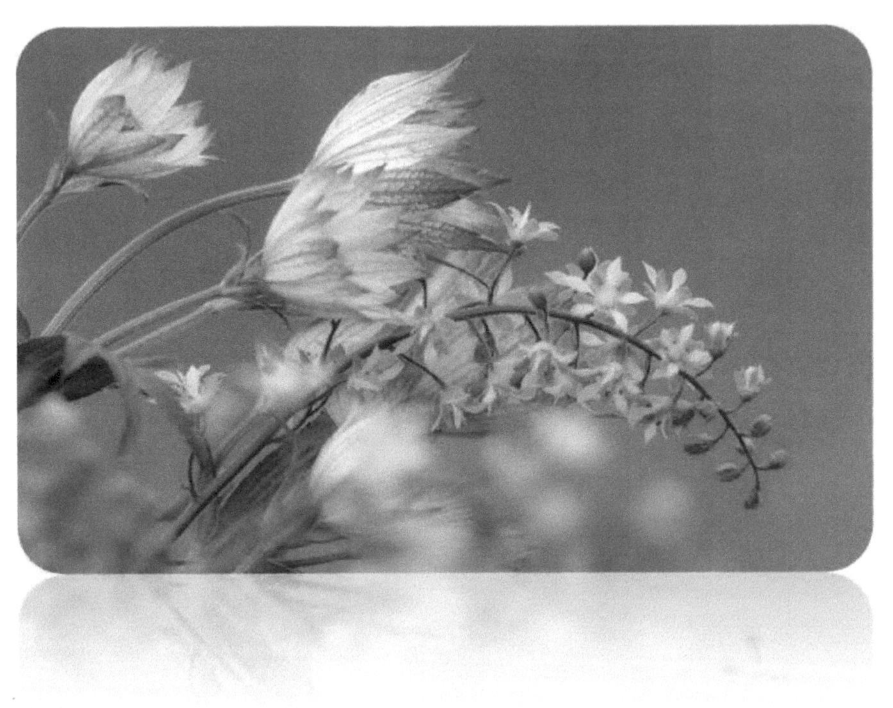

DEDICADO AOS MEUS QUERIDOS
PAIS, PROFESSORES
&
AMIGOS

ÍNDICE

CAPÍTULO 1:
Introdução

Medicamentos antimicrobianos

Os medicamentos antimicrobianos provocaram uma mudança dramática não só no tratamento das doenças infecciosas, mas também no destino da humanidade. A quimioterapia antimicrobiana fez progressos notáveis, o que resultou numa visão demasiado otimista de que as doenças infecciosas seriam vencidas num futuro próximo. No entanto, na realidade, as doenças infecciosas emergentes e reemergentes deixaram-nos perante uma contraofensiva das infecções. Se for escolhido um agente antimicrobiano inadequado para o tratamento da infeção por microrganismos resistentes aos medicamentos, a terapêutica pode não alcançar um efeito benéfico e, além disso, pode conduzir a um pior prognóstico. Além disso, numa situação em que os organismos multirresistentes se tenham disseminado amplamente, pode haver uma escolha bastante limitada de agentes para a terapia antimicrobiana. Atualmente, estão a chegar ao mercado menos agentes antimicrobianos novos. Tendo em conta esta situação, juntamente com a crescente sensibilização para a segurança dos medicamentos, estamos atualmente perante uma situação de opções muito limitadas de agentes antimicrobianos. Este documento apresenta um esboço da história dos agentes antimicrobianos e, em seguida, descreve os organismos resistentes que surgiram em resposta aos agentes antimicrobianos e discute pistas práticas para prevenir os microrganismos resistentes.

1.1 <u>Tendência do desenvolvimento de agentes antimicrobianos</u>

- **1928 Descoberta do 3ogs3ibuti**

- **1935 Descoberta de uma sulfonamida**

- **1940 Aplicação clínica da penicilina**

- **1950 Descoberta dos aminoglicosídeos, do cloranfenicol e da tetraciclina**

- **1956 Descoberta da vancomicina**

- **1960 Síntese da meticilina**

- **1962 Síntese do ácido nalidíxico**

7.0 Tendência do aparecimento de bactérias resistentes aos medicamentos

- Emergência de *Staphylococcus aureus* produtor de penicilinase

- Emergência e propagação de *S.aureus* multirresistente

- Surgimento do MRSA , 1961

- Surgimento da PISP , 1957

- Emergência de *H.influenzae* produtor de penicilinase , *1974*

- Emergência do PRSP, 1977

- Emergência de BLNAR *H.influenzae* , *1980*

- Emergência de bacilos Gram-negativos produtores de ESBL , 1983

- Surgimento do VRE, 1986

- Aumento das infecções por MRSA, PRSP, BLNAR, etc.

1.3 Química da triazina

O heterociclo de seis membros que consiste em três átomos de azoto e três átomos de carbono alternadamente localizados no anel é conhecido como o sistema de anel triazina simétrico. Os outros dois heterociclos isoméricos de seis membros que contêm três átomos de azoto e três átomos de carbono no anel são a triazina assimétrica, designada *por as-triazina* (asymm-triazine) e a triazina vicinal, *5ogs5ibuti-triazina* (vic-triazine).

1,3,5-Triazina

O sistema de anéis simétricos da triazina é normalmente abreviado como *s-triazina* (ou sym-triazina), embora a designação *1,3,5-triazina* seja também comum, particularmente na literatura britânica. Nesta convenção, os números referem-se às posições dos átomos de nitrogénio em anel. Na literatura alemã antiga, o sistema s-triazina era conhecido como cianidina (cianidina) ou *γ-triazina*. A designação s-triazina é preferida tanto pelo *Chemical Abstracts* como pelo *The Ring Index*. As posições 1, 3 e 5 do anel de nitrogénio são equivalentes, assim como as posições 2, 4 e 6 do anel de carbono. A S-Triazina é um sólido cristalino extremamente volátil que funde a 86°C e ferve a 114°C a uma atmosfera. É facilmente solúvel em éter e em etanol a -5°C. O ponto de fusão relativamente elevado e a extrema volatilidade estão de acordo com uma estrutura molecular altamente simétrica. Devido à sua volatilidade, a s-triazina pode ser isolada das misturas reaccionais por arrastamento numa corrente de azoto ou ar seco. A densidade dos cristais romboédricos altamente refractários foi determinada como sendo de aproximadamente 1,38 g/cm3. O calor de combustão da s-triazina foi calculado como sendo 424,4, o calor de fusão, o calor de vaporização, 12,15, e a energia de ressonância, 20,0, todos em kcal. Por mole. A s-triazina apresenta um elevado grau de estabilidade térmica; pode ser purificada sem perdas apreciáveis por destilação repetida sobre sódio metálico. Uma comparação dos pontos de fusão e de ebulição da s-triazina, da pirimidina e da piridina é de interesse neste contexto. Nesta série, a introdução de átomos de azoto em anel tem pouco efeito nos pontos de ebulição, mas causa um aumento linear nos pontos de fusão. A energia de ressonância da s-triazina é a mais baixa da série.

2,4,6-Tricloro-1,3,5-triazina (CC)

A facilidade de deslocação dos átomos de cloro no cloreto cianúrico por vários nucleófilos, na presença de um aceitador de cloreto (geralmente carbonato de sódio, bicarbonato, hidróxido ou aminas terciárias), torna este reagente útil para a preparação de 1,3,5-triazinas mono, di e tri-substituídas. A substituição do cloro pode ser controlada pela temperatura para ser efectuada de forma gradual. Uma regra empírica, baseada na observação, é que a mono-substituição do cloro ocorre abaixo ou a 0 C*, a di-substituição à temperatura ambiente e a trisubstituição acima de 60 C*. O padrão de substituição também depende da estrutura do nucleófilo, da sua força básica e de factores estéricos, do substituinte já presente no anel da s-triazina e da natureza do solvente utilizado. Por conseguinte, a regra empírica acima apresentada é apenas uma orientação aproximada, existindo muitas variações em relação a estas condições. Controlando a temperatura, o tempo e a otimização das variáveis, como o solvente e a base, a substituição do cloro em CC por diferentes substituintes pode ser realizada numa única panela, se for seguida a ordem correta de adição dos nucleófilos (por exemplo, O-nucleófilos seguidos de N-nucleófilos). Por exemplo, Menicagli obteve rendimentos quase quantitativos de alcóxidos e amino 1,3,5-triazinas simétricos e não simétricos mono, di e tri-substituídos por substituição nucleofílica de CC numa única preparação na presença de uma quantidade catalítica de 18-coroa-6. Um novo método ortogonal para a síntese em fase sólida de 1,3,5-triazinas 2,4,6- trissubstituídas foi desenvolvido por Chang et al. Esta foi então reagida com dicloro-s-triazina mono-substituída preparada separadamente. Os derivados trissubstituídos foram obtidos por reação nucleofílica com uma amina ou por uma reação de acoplamento Suzuki com ácido fenilborónico. A clivagem da resina permitiu obter o produto trissubstituído com elevada pureza. Infelizmente, os autores não comunicaram os rendimentos desta reação. Uma estratégia interessante baseada em sulfonas foi apresentada pelos mesmos autores. A 2-benzilsulfanil- 2,6-dicloro- 1,3,5-triazina sintetizada separadamente foi reagida com amina ligada à resina. Após a substituição do terceiro átomo de cloro por uma amina primária ou secundária, o tioéter foi oxidado a benzilsulfona, gerando um bom grupo de saída. A reação com outra amina e a clivagem da resina deram origem à s-triazina trissubstituída. Para evitar condições difíceis na substituição do último átomo de cloro por um grupo amino, Simanek et al. trataram a clorotriazina com trifenilmetilamina e difenilmetilamina ou 2,4-dimetoxibenzilamina. A substituição foi efectuada em 5-15 minutos utilizando a técnica de micro-ondas. Os grupos benzílicos lábeis em ácido foram removidos por ácido trifluoroacético, obtendo-se o produto com elevado rendimento. A resistência aos antibióticos é cada vez mais reconhecida como um problema grave e permanente de saúde pública e é geralmente considerada como uma consequência da utilização generalizada e incorrecta de antibióticos. Os dados de vigilância relativos ao Streptococcus 6ogs6ibut, uma causa comum de infecções bacterianas do trato respiratório, revelaram que 24% dos isolados não eram sensíveis à penicilina. Além disso, a resistência a vários outros fármacos antibacterianos é comum; 1,5% dos isolados eram resistentes à cefotaxima (uma cefalosporina de terceira geração), tendo já sido registada resistência aos novos antimicrobianos fluoroquinolonas. Na Europa, estima-se que, pelo menos, 25 000 pessoas morrem todos os anos devido a infecções causadas por bactérias resistentes a antibióticos, o que também resulta em cerca de 2,5 milhões de dias de hospitalização adicionais. De acordo com um estudo recente realizado por Robert e colaboradores, calcula-se que os custos anuais das infecções resistentes aos antibióticos para o sistema de saúde dos EUA sejam superiores a 20 mil milhões de dólares. Num esforço para conceber um composto antimicrobiano eficaz derivado da 1,3,5-triazina, já tínhamos comunicado anteriormente um novo esqueleto híbrido heterocíclico que engloba o tiazol e a 1,3,5-triazina ligados através de um ligante -NH-. A relação estrutura-atividade sugeriu que a amina pendente do tiazol é bem tolerada juntamente com a presença de grupos retiradores de electrões na fenil amina em ambos os lados do núcleo da 1,3,5-triazina.

Com base nos resultados, concebemos ainda uma série de análogos como potenciais antimicrobianos, mantendo o fragmento de tiazol rígido e tendo diversos padrões de substituição em ambas as asas da 1,3,5-triazina por fragmentos de amina e aromáticos e alifáticos ligados através da ponte de amina e mercapto (-S-). Os resultados revelaram que os análogos com ponte de amina eram mais eficazes do que os seus respectivos equivalentes de mercapto e explicaram ainda mais o requisito estrutural crítico dos grupos de retirada de electrões. Na última década, o ribossoma bacteriano é um alvo fundamental para os antibióticos naturais, incluindo os macrólidos, as tetraciclinas, o cloranfenicol, os aminoglicosídeos e também as oxazolidinonas sintéticas recentemente descobertas. Recentemente, as 3,5-diamino piperidinil triazinas (DAPT) com um núcleo de 1,3,5-triazina, identificadas como uma nova classe de agentes antibacterianos, foram consideradas activas em modelos murinos, que têm como alvo o ARN do sítio de descodificação bacteriano in vitro e inibem o crescimento bacteriano através de um mecanismo dependente da tradução. Estes derivados são considerados como miméticos dos antibióticos aminoglicosídeos naturais. No entanto, os factos obtidos através do programa de molinspiração nos nossos estudos anteriores permitiram-nos reportar o domínio de ligação ao recetor nuclear para a ação antibacteriana dos derivados da 1,3,5-triazina.

1.4 Objetivo

"Sintetizar análogos híbridos de 1,3,5-triazinas tri-substituídas e 2-amino-1,3-tiazinas substituídas"

Para atingir o objetivo da molécula híbrida, devem ser executadas as seguintes etapas

1-Síntese de 1,3,5-triazina di-substituída com várias aminas aromáticas distintas.

2-Síntese de 1,3-tiazina-2-amina empregando várias cetonas e aldeídos substituídos como materiais de partida.

3- Clubbing do seguinte fragmento de 1,3,5-triazina tri-substituído por 8ogs8ibutio com 2-amino-1,3-triazina.

4 - Caracterização por diversas propriedades físico-químicas e espectrais :-

(Por cálculo Molinspiration, cálculo OSIRIS)

[A] Propriedades físico-químicas :-

J c Log P ,Solubilidade
J Semelhança com drogas
J Pontuação dos medicamentos
J Avaliação da toxicidade
J Ligando GPCR
J Modulador do canal iónico
J Inibidor de quinase
J Ligando o recetor nuclear
J TPSA (superfície polar total)

[B] Propriedades espectrais

J F.T.I.R Spectra
J 1 H N.M.R
J 13 C N.M.R
J Espectro de massa

5- Atividade biológica

CAPÍTULO 2:
Revisão da literatura

2.0 Revisão da literatura

Para escolher este tópico para a tese, vendo a atividade significativa e imensa da triazina substituída em nome da revisão, o resumo das aplicações publicadas mais relevantes só foi relatado.

Singh Udaya Pratap et al. (2010) : Síntese de derivados de s-triazina foram sintetizados com várias aminas aromáticas e heterocíclicas. Os compostos sintetizados foram subsequentemente avaliados quanto à sua atividade antibacteriana in vitro contra três bactérias gram-positivas.

M. Gopalakrishnan et al.(2010) : Síntese de 4-(4-morfolinofenil)-*6-aril-6H-1,3*-tiazin-2- aminas foram sintetizadas e a sua atividade antimicrobiana *in vitro* foi investigada.

V. Kanagarajan A. Et. al (2010) uma série de novos compostos heterocíclicos híbridos, 3-(3-alkyl-2,6- diarylpiperin-4-ylidene)-2-thioxoimidazolidin-4- ones foram 11ogs11ibutio e um estudo comparativo também foi realizado sob irradiação de micro-ondas. Os compostos de 11ogs11ibutio foram 11ogs11ibutio pelos seus pontos de fusão, análise elementar, MS, FT-IR, RMN unidimensional

Singh Udaya Pratap et al. (2009) : As séries sintetizadas de triazinas tri-substituídas com fenil substituído e tiazol substituído foram 11ogs11ibutio e 11ogs11ibutions por FTIR, 1NMR, 13 NMR, massa e avaliadas quanto à atividade antibacteriana in vitro.

BALDANIYA B. B et. Al (2009) : Foram preparadas várias isonicotinohidrazidas *N'*-{4-[(3-cloro-4-fluorofenil) amino]-6-[(-aril) amino] -1, 3, 5-triazin-2-il} **(6a-r)** e *N2*-(Aryl)-*N4, N6-dipirimidin*- 2-yl-1,3,5-triazine- 2,4,6-triamines **(4a-o)**. Todos os compostos recentemente sintetizados foram testados quanto à sua atividade antibacteriana contra bactérias gram (+)ve e gram (-)ve e também em diferentes estirpes de fungos. A introdução de grupos -OH, -OCH3, -NO2, -Cl e -Br na estrutura heterocíclica melhorou as actividades antibacteriana e antifúngica.

***Ravikumar M. et al.* (2008)45** Apresentaram os estudos 3D-QSAR e de acoplamento molecular de derivados de 1,3,5-triazeno-2,4-diamina contra o ARNr e referiram que se trata de um inibidor antibacteriano de translação promissor

Srinivas K. et al. (2006)[31] analisaram a atividade antibacteriana de uma série de derivados mono, di e tri-substituídos de 4-benziloxi e 4-imidazoloanilina-[1,3,5]-triazina **(Fig. 2.5)** e concluíram que todos os derivados de [1,3,5]-triazina apresentavam uma atividade significativa a moderada (CIM 12,5-50μg/ml) contra bactérias gram positivas e gram negativas.

Afonso Carlos A. M. et al. **(2006)46** Desenvolveram procedimentos para a síntese de novas [1,3,5]-triazinas tris-(amino) substituídas (**Fig. 2.6**) a partir de aminas primárias na presença de um excesso da amina correspondente por refluxo da solução em 1,4-dioxano ou 1,2-dicloroetano.

Desai P. S. et al. **(2005)47** Sintetizaram e estudaram as actividades antimicrobianas *in vitro* de derivados de [1,3,5]- triazina substituídos por 2-cumarina, 4- imidazol e 6-ariltioureia (**Fig. 2.7**). Verificou-se que estes compostos possuem uma atividade promissora contra *S. paratyphi. e Enterobector.*

Thore S. N. **(2005)48** Sintetizou 2,4-bisanilino-6-[2'(3"-fenil pirazolin-5"-il) 4'clorofeniloxi- [1,3,5]-triazina. Os compostos sintetizados mostraram a sua atividade antimicrobiana contra *A. brassicicola, Staphyloccous* e *Lactobacillus.*

Zhou Y. et al. **(2005)49** Avaliaram a síntese da 3,5-diamino-piperidinil triazina (DAPT) (**Fig. 2.8**) como uma nova classe de inibidores da tradução que tem como alvo o ARNr bacteriano e que apresenta uma atividade antibacteriana de largo espetro.

Guo Zhiqiang et al. **(2004)50** avaliaram a síntese de algumas novas bis-(tiadiazolotriazinas) biologicamente activas na presença de 1,4-dioxano como solvente.

Chikhalia K. H. et al. **(2002)51** sintetizaram e estudaram a morfolina, a piridina e a feniltioureia substituídas por [1,3,5]-triazina (**Fig. 2.9**). Verificou-se que os compostos sintetizados possuíam atividade antibacteriana contra *E. coli, S. aureus, S. paratyphi B., P.vulgaris.*

Modha J.J. et al. **(2001)52** Investigaram a atividade antibacteriana da 3,4-dihidropirimidina-4-onas e da [1,3,5]-Triazina substituída por alquil/aril amino (**Fig. 2.10**). Verificou-se que a [1,3,5]-Triazina substituída por aril-amino apresentou uma atividade antibacteriana máxima contra *S. albus, B. mega, S. typhosa* e *E.coli.*

CAPÍTULO 3:
Justificação

3.0 JUSTIFICAÇÃO

A capacidade de os microrganismos adquirirem resistência aos agentes antimicrobianos ultrapassou a nossa imaginação, e os agentes antimicrobianos anteriormente eficazes deixaram de ser úteis. *A S. aureus* é a bactéria resistente mais conhecida no contexto clínico. Esta bactéria adquiriu rapidamente resistência às sulfonamidas quando estas estavam em uso. A penicilina foi inicialmente eficaz para este microrganismo, mas as estirpes resistentes que produzem penicilinase aumentaram nos anos 50. A meticilina estável à penicilinase foi desenvolvida em 1960, como mencionado anteriormente. Por volta de 1990, a infeção nosocomial por *S. aureus* resistente à meticilina [MRSA] tornou-se um problema social. Durante este período, o alvo dos novos agentes antimicrobianos, incluindo os cefem de segunda e terceira geração, deslocou-se das bactérias Gram-positivas para as Gram-negativas, e os agentes com um amplo espetro de ação, mas com uma atividade mais fraca contra as bactérias Gram-positivas, foram amplamente utilizados O uso frequente de antibióticos cefem orais é responsável por este aumento da resistência nesta espécie. A ampicilina foi inicialmente eficaz contra *Haemophilus 14ogs14ibut*. No entanto, na década de 1980, verificou-se que algumas destas espécies produziam -lactamase, Todas as estirpes se tornaram resistentes às quinolonas. Esta é a razão pela qual temos de sintetizar novos antibióticos a intervalos regulares.

Nas duas décadas de 1940 a 1960, registou-se o isolamento da maioria das principais classes de antibióticos naturais. Os medicamentos à base de sulfa foram introduzidos na década de 1930 e têm sido utilizados continuamente desde há décadas. As primeiras versões dos fármacos sintéticos quinolonas foram introduzidas em 1962. O longo período durante o qual os antibióticos estiveram disponíveis assistiu a mudanças dramáticas no fardo das doenças causadas por infecções. Agora a situação é diferente: a resistência limita a escolha de antibióticos disponível para os prescritores, o que nos permite pensar que há muito mais a fazer no domínio dos antibacterianos sintéticos, concebendo uma boa substância heterocíclica com uma boa atividade antibacteriana, uma segunda abordagem.

Uma parte considerável da investigação efectuada no desenvolvimento de novos medicamentos é dedicada ao estudo de compostos heterocíclicos. Existe um grande número de compostos heterocíclicos com azoto farmacologicamente ativo. Entre eles, a [1,3,5]-triazina é de extrema importância.

CAPÍTULO 4:
Material e método

7.0 MATERIAIS:

Instrumentos utilizados:
1. Incubadora bacteriológica:
2. Equilíbrio químico:
3. Forno de ar quente:
4. Autoclave

N.º Sr.	Química	Especificação	Fabricante
1	Acetofenona	Grau LR	Loba Chem . Pvt.
2	p-hidroxi-acetofenona	Grau AR	Loba Chem . Pvt.
3	2-Clorobenzaldeído	Grau LR	Loba Chem . Pvt.
4	4-Clorobenzaldeído	Grau LR	Loba Chem . Pvt.
5	2-Nitrobenzaldeído	Grau LR	Loba Chem . Pvt.
6	4-N itrorobenzaldeído	Grau LR	Loba Chem . Pvt.
7	Cloreto cianúrico	-	Loba Chem . Pvt.
8	1,4-Dioxano	Grau LR	Loba Chem . Pvt.
9	Gel de sílica para TLC	Grau LR	Loba Chem . Pvt.
10	Tioureia	Grau LR	Loba Chem . Pvt.
11	Acetona	Grau LR	Loba Chem . Pvt.
12	Hidróxido de sódio	Grau LR	Loba Chem . Pvt.
13	Hidróxido de potássio	Grau LR	Loba Chem . Pvt.
14	Bi-carbonato de potássio	Grau LR	Loba Chem . Pvt.
15	Metanol	Grau LR	Loba Chem . Pvt.
16	Etanol	Grau LR	Loba Chem . Pvt.
17	3-nitro anilina	Grau LR	Loba Chem . Pvt.
18	Iodo	Grau LR	Loba Chem . Pvt.
19	Benzeno	Grau LR	Loba Chem . Pvt.

4.1. Caracterização Físico-Química dos Compostos:

Cromatografia:

A análise cromatográfica foi feita para identificação e caraterização (valor Rf), bem como para testar a conclusão da reação por cromatografia em camada fina (TLC). As diferentes fases móveis foram selecionadas de acordo com a polaridade presumida dos produtos. As manchas foram visualizadas por exposição a vapor de iodo e luz UV.

Determinação da gama de pontos de fusão:
As gamas de pontos de fusão dos produtos foram determinadas pelo aparelho de ponto de fusão e não foram corrigidas. Os compostos foram colocados num capilar selado numa extremidade e, em seguida, colocados em cavidades feitas para o capilar na temperatura instrumental à qual o composto fundiu foi medido por um termómetro.

Solubilidade :
Os vários solventes de polaridade diferente foram utilizados para dissolver os produtos intermédios e finais. Foram pesados 10 mg de cada composto e adicionados a 100 ml de solvente e produtos finais. **Espectroscopia FTIR:** A espetroscopia FTIR foi realizada no espetrofotómetro *Perkin Elmer - Spectrum RX-I*. [Testado em: Bundelkhand university analytical lab.]

Espectroscopia NMR (^{1} H NMR e^{13} C NMR):
Os espectros de ressonância magnética nuclear de protões (^{1} H NMR) foram registados em
Bruker Avance II 400 NMR Spectrophotometer e (^{13} C NMR) foram registados no *Bruker Avance II 100 NMR Spectrophotometer*. Os desvios químicos são expressos como valores δ (ppm), abaixo do campo do tetrametilsilano (TMS) utilizado como padrão interno. [Teste de: C.D.R.I ,Lucknow]

Espectroscopia de massa:
A análise de massa foi efectuada utilizando uma espetroscopia de massa por tempo de voo (TOF-MS). Os analitos foram inicialmente detectados no modo de iões positivos como iões moleculares protonados (M+H) .$^+$
[TESTANDO DE : C.D.R.I ,LUCKNOW

PARTE : SÍNTESE

Síntese dos compostos visados:
A síntese dos derivados de [1,3,5] triazinas amino-substituídas foi efectuada em três etapas, o esquema de síntese foi o seguinte
Síntese da síntese de 1,3,5- triazina 6-cloro-2,4 disubstituída:-

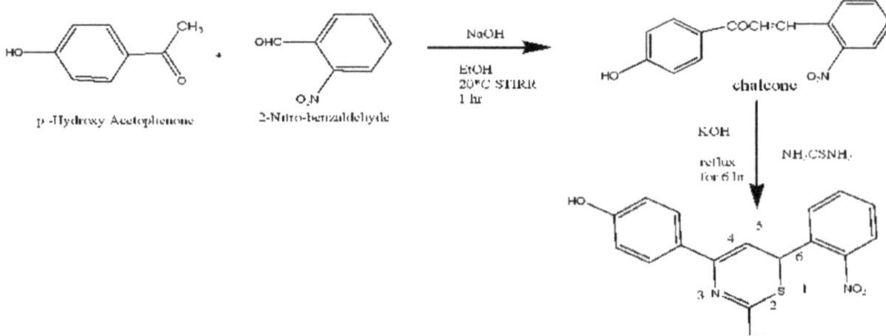

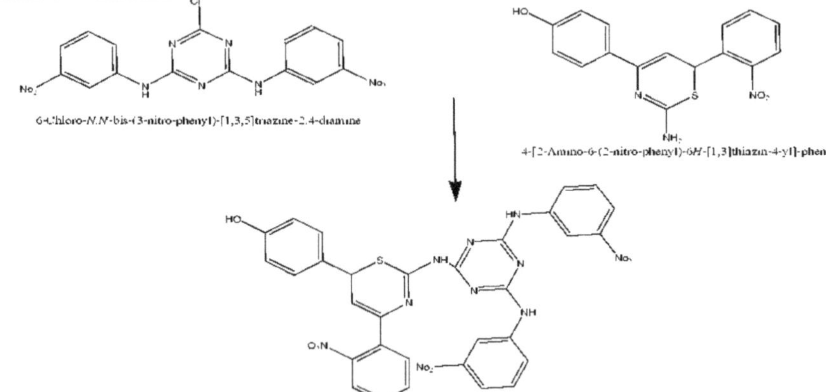

S.N.	R'	R"
1	Acetofenona	2-clorobenzaldeído
2	p-hidroxi acetofenona	4-clorobenzaldeído
3		2-Nitrobenzaldeído
4		4-Nitrobenzaldeído

4.3 MÉTODOS DE SÍNTESE
PASSO : 1
Síntese de 6-cloro-2,4-1,3,5-triazina dissubstituída:-

[A] Mono-substituição
Dissolver o cloreto cianúrico (0,01 mole) em 20 ml de acetona e manter a temperatura entre 0-5.C. Tomar (0,02) mole de m-Nitroanilina e dissolver em 20 ml de acetona com 20ogs20ibu a temperatura entre 0-5· C. Misturar ambas as soluções mantendo a temperatura (0-5· C) e adicionar solução de bicarbonato de sódio (0,01) em intervalos regulares para tornar a solução alcalina (mais de pH7) para 20ogs20ibuti o HCl com agitação contínua durante 4 horas.

[B] Substituição de di
Após a monossubstituição, manter a temperatura da solução a 40-45*C durante 2 horas, filtrar e secar o produto e recristalizar com etanol.

PASSO :2
[A] Sintetizar a chalcona
Dissolver a acetofenona substituída (0,01 mol) e o benzaldeído substituído (0,01 mol) em 50 mL de solução etanólica. Adicionar hidróxido de sódio aquoso (0,05 mol) gota a gota com agitação num agitador mecânico durante 30 min e continuar a agitação durante 24 h. Após a conclusão da reação, o produto em bruto foi filtrado e lavado com água, seco e recristalizado a partir de etanol.

[B] Sintetizar a 1,3-tiazina-2-amina a partir da chalcona
Uma mistura de 3-(4-Nitrofenil)-1-fenil-prop-2-en-1-ona [chalcona] (0,01 mol) e tioureia (0,01 mol) em etanol (50 mL) é refluxada, enquanto uma solução de hidróxido de potássio (0,05 mol) em água (10 mL) é adicionada em porções durante 2 h. O refluxo é continuado durante mais 6 h e a mistura é vertida em água gelada. O sólido formado é separado por filtração e seco. Recristalizado a partir de etanol.

PASSO -3
Síntese da 2,4,6-trissubstituída-1,3,5-triazina:-
Mix6-cloro-N,N'-bis-(4-clorofenil)-[1,3,5]triazina-2,4-diamina (0,01mole) em 25 ml de dioxano e 4-fenil-6-(4-nitrofenil)-1,3-tiazina-2-amina em 25 ml de dioxano. Adicionar ambas as soluções e 20ogs constantemente durante 15 min. e, em seguida, adicionar gota a gota de bicarbonato de sódio (0,01) a 120*C. Refluxar durante 4-5 horas. O produto é filtrado e lavado com água fria e recristalizado com etanol para obter um produto puro.

4.4 Propriedades físico-químicas 1.0 Cálculo da Molinspiração :-

LogP(coeficiente de partição octanol/água)

O LogP é calculado pela metodologia desenvolvida pela Molinspiration como uma soma de contribuições baseadas em fragmentos e factores de correção. O método é muito robusto e é capaz de processar praticamente todas as moléculas orgânicas e a maioria das moléculas organometálicas.

Área de superfície polar molecular TPSA

Com base na metodologia publicada por Ertl *et al.* como uma soma das contribuições dos fragmentos. São considerados os fragmentos polares centrados em O e N. O PSA demonstrou ser um descritor muito bom para caraterizar a absorção de fármacos, incluindo a absorção intestinal, a biodisponibilidade, a permeabilidade Caco-2 e a penetração na barreira hemato-encefálica.

Volume molecular

O método de cálculo do volume da molécula desenvolvido no Molinspiration baseia-se em contribuições de grupo. Estas foram obtidas através do ajuste da soma das contribuições dos fragmentos ao volume 3D "real" para um conjunto de treino de cerca de doze mil moléculas, na sua maioria semelhantes a fármacos. As geometrias moleculares 3D para um conjunto de treino foram totalmente optimizadas pelo método semi-empírico AM1.

"Propriedades da "Regra dos 5

Propriedades da "Regra dos 5" é um conjunto de descritores moleculares simples utilizados por Lipinski na formulação da sua "Regra dos 5". A regra estabelece que a maioria das moléculas "semelhantes a fármacos" tem logP <= 5, peso molecular <= 500, número de aceitadores de ligações de hidrogénio <= 10 e número de dadores de ligações de hidrogénio <= 5. As moléculas que violam mais do que uma destas regras podem ter problemas de biodisponibilidade. A regra é designada por "Regra dos 5", porque os valores limite são 5, 500, 2*5 e 5.

Número de obrigações rotativas - nrotb

Este parâmetro topológico simples é uma medida da flexibilidade molecular. Demonstrou ser um ótimo descritor da biodisponibilidade oral dos fármacos. A ligação rotativa é definida como qualquer ligação simples não anelar, ligada a um átomo pesado não terminal (ou seja, não-hidrogénio). As ligações amida C-N não são consideradas devido à sua elevada barreira de energia rotacional.

Molinspiration Batch Property Calculation Toolkit mib

O Molinspiration oferece um conjunto de ferramentas de processamento molecular e cálculo de propriedades escrito em Java. O conjunto de ferramentas pode ser utilizado em modo batch para processar um grande número de moléculas (a velocidade de processamento é de cerca de 10.000 moléculas/minuto), ou acedido através de uma interface Web diretamente na sua intranet. Os descritores moleculares calculados podem ser utilizados para o rastreio virtual baseado em propriedades de grandes colecções de moléculas, a fim de eliminar estruturas com propriedades não semelhantes às dos medicamentos e selecionar potenciais candidatos a medicamentos.

Molinspiração Semelhança de medicamentos

A semelhança com os medicamentos pode ser definida como um equilíbrio complexo de várias propriedades moleculares e caraterísticas estruturais que determinam se uma molécula específica é semelhante aos medicamentos conhecidos. Estas propriedades, principalmente a hidrofobicidade, a distribuição eletrónica, as caraterísticas das ligações de hidrogénio, o tamanho e a flexibilidade da molécula e a presença de várias caraterísticas farmacofóricas influenciam o comportamento da molécula num organismo vivo, incluindo a biodisponibilidade, as propriedades de transporte, a afinidade com as proteínas, a reatividade, a toxicidade, a estabilidade metabólica e muitas outras. A diversidade de possíveis alvos de fármacos (cada um dos quais requer uma combinação diferente de caraterísticas moleculares correspondentes) é tão grande que não acreditamos que seja possível encontrar um denominador comum para todos eles e exprimir a semelhança da molécula com o fármaco através de um único número mágico. Os critérios de contagem simples (por exemplo, limites para o peso molecular, logP ou número de dadores ou aceitadores de ligações de hidrogénio) também têm uma aplicabilidade relativamente limitada e são úteis apenas para descartar não-fármacos óbvios.

Modelos de rastreio virtual para quatro classes importantes de medicamentos, nomeadamente ligandos de GPCR, bloqueadores de canais iónicos, inibidores de quinase e ligandos de receptores nucleares.

Lista de propriedades físico-químicas de compostos pelo software online Molinspiration:-

	NCM-1	NCM-2	NCM-3	NCM-4	NCM-5	NCM-6
miLogP	8.52	8.52	7.55	8.02	7.9	7.2
TPSA	224.5	224.5	244	224.5	270	270
natomas	49	49	49	48	51	53
MW	697	697	678	662	707	707
nON	16	16	17	16	19	19
nOHNH	3	3	4	3	3	3
nvilações	3	3	3	3	3	3
nrotb	11	11	11	11	12	14
volume	552	552	547	539	562	596

GPCR Ligando	-0.55	-0.53	-0.50	-0.46	-0.47	-0.53
Modulador do canal iónico	-1.57	-1.53	-1.52	-1.41	-1.48	-1.54
Inibidor da quinase	-0.71	-0.73	-0.66	-0.58	-0.68	-0.73
Ligando o recetor nuclear	-0.87	-0.85	-0.74	-0.73	-0.82	-0.81

4.5 Parâmetros gerais da avaliação dos riscos de toxicidade do OSIRIS

Os alertas de risco de toxicidade são uma indicação de que a estrutura desenhada pode ser nociva relativamente à categoria de risco especificada. No entanto, os alertas de risco não pretendem, de forma alguma, ser uma previsão de toxicidade totalmente fiável. Também não se deve concluir da ausência de alertas de risco que uma determinada substância está completamente isenta de qualquer efeito tóxico. O processo de previsão baseia-se num conjunto pré-computado de fragmentos estruturais que dão origem a alertas de toxicidade, caso sejam encontrados na estrutura atualmente desenhada. Estas listas de fragmentos foram criadas através de uma trituração rigorosa de todos os compostos da base de dados RTECS (Registo dos Efeitos Tóxicos das Substâncias Químicas) conhecidos por serem activos numa determinada classe de toxicidade (por exemplo, mutagenicidade). Durante a trituração, qualquer molécula foi primeiro cortada em todas as ligações rotativas, dando origem a um conjunto de fragmentos centrais. Estes, por sua vez, foram utilizados para reconstruir todos os fragmentos maiores possíveis, constituindo uma subestrutura da molécula original. Posteriormente, um processo de pesquisa de subestruturas determinou a frequência I de qualquer fragmento (fragmentos centrais e construídos) em todos os compostos dessa classe de toxicidade. Determinou também as frequências destes fragmentos nas estruturas de mais de 3000 medicamentos comercializados. Com base no pressuposto de que os medicamentos comercializados estão, em grande medida, isentos de efeitos tóxicos, qualquer fragmento foi considerado um fator de risco se estivesse frequentemente presente na subestrutura de compostos nocivos, mas nunca ou raramente em medicamentos comercializados.

Log P

O valor logP de um composto, que é o logaritmo do seu coeficiente de partição entre o n-octanol e a água log(coctanol/água), é uma medida bem estabelecida da hidrofilicidade do composto. As hidrofilias baixas e, por conseguinte, os valores logP elevados provocam uma absorção ou permeação deficientes. Foi demonstrado que, para que os compostos tenham uma probabilidade razoável de serem bem absorvidos, o seu valor logP não deve ser superior a 5,0. A distribuição dos valores logP calculados de mais de 3000 medicamentos no mercado sublinha este facto.

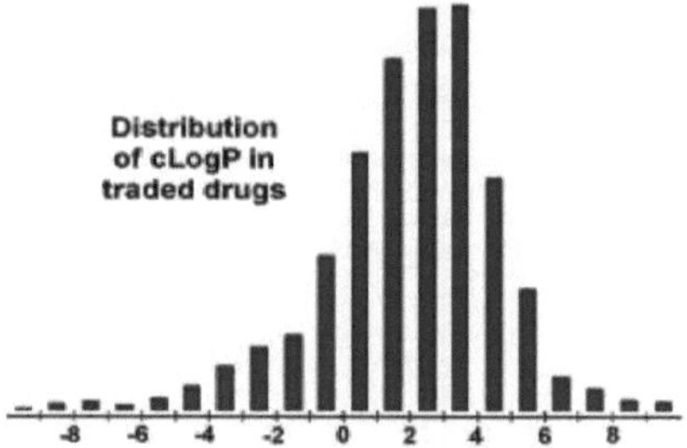

LoG S

A solubilidade aquosa de um composto afecta significativamente as suas caraterísticas de absorção e distribuição. Normalmente, uma baixa solubilidade é acompanhada de uma má absorção, pelo que o objetivo geral é evitar compostos pouco solúveis. O valor estimado de 25ogs é um logaritmo despojado de unidades (base 10) da solubilidade medida em mol/litro.

No Diagrama, mais de 80% dos medicamentos no mercado têm um valor (estimado) de 25ogs superior a -4.

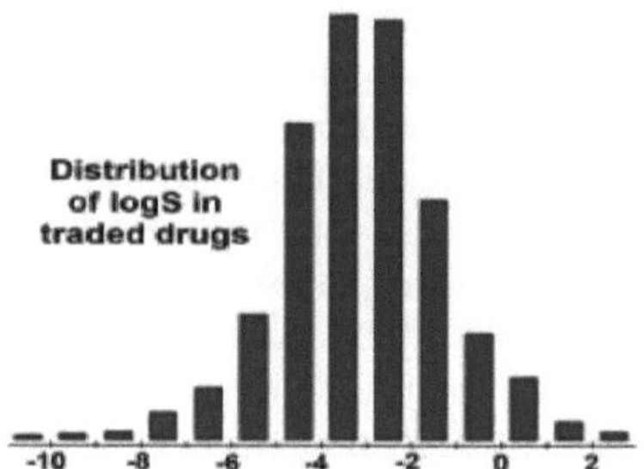

Semelhança com drogas

á muitas abordagens que avaliam a toxicidade de um composto parcialmente com base em descritores topológicos, impressões digitais de chaves 25ogs25ibut ou outras propriedades como cLogP e pesos moleculares. A abordagem baseia-se numa lista de cerca de 5300 fragmentos de subestruturas distintas com pontuações de toxicidade associadas. A toxicidade é calculada com a seguinte equação que soma os valores de pontuação dos fragmentos que estão presentes na molécula em investigação:

$$d = \frac{\sum v_i}{\sqrt{n}}$$

A lista de fragmentos foi criada através da trituração de 3300 medicamentos comercializados, bem como de 15000 produtos químicos disponíveis no mercado (Fluka), obtendo-se uma lista completa de todos os fragmentos disponíveis. Como restrição, o fragmentador considerou apenas as ligações rotativas como cortáveis. Além disso, foram mantidos os modos de substituição de todos os átomos do fragmento, ou seja, os átomos do fragmento que não tinham sido mais 25ogs25ibuídos nos compostos originais foram marcados como tal e os átomos que faziam parte de uma ligação que foi cortada foram marcados como tendo um substituinte adicional. Desta forma, os padrões de substituição dos fragmentos são incluídos nos fragmentos.

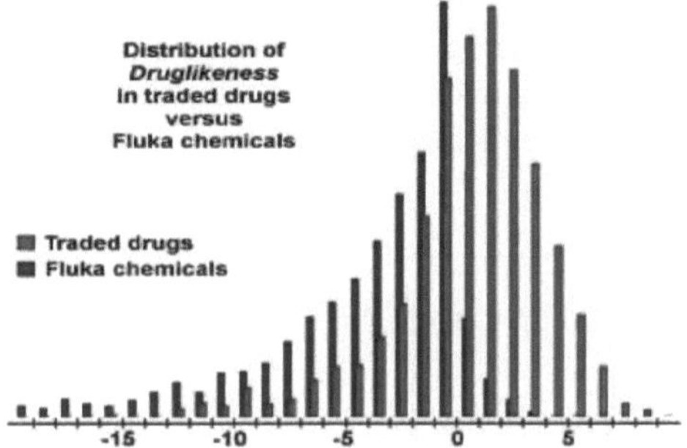

Os diagramas mostram a distribuição dos valores de toxicodependência calculados a partir de 15000 compostos Fluka e de 3300 medicamentos comercializados. Mostra que cerca de 80% dos medicamentos têm um valor de toxicidade positivo, ao passo que a grande maioria dos produtos químicos Fluka apresenta valores negativos. Assim, tente manter os seus compostos no intervalo positivo...

Um valor positivo indica que a sua molécula contém predominantemente fragmentos que estão frequentemente presentes em medicamentos comerciais. No entanto, isso não significa necessariamente que esses fragmentos estejam bem equilibrados no que respeita a outras propriedades. Por exemplo, uma molécula pode ser composta apenas por fragmentos semelhantes a fármacos, mas lipofílicos. Esta molécula terá uma pontuação elevada de "druglikeness", embora não se qualifique realmente para ser um fármaco devido à sua elevada lipofilicidade. A frequência I de cada um dos fragmentos foi determinada na coleção de medicamentos comercializados e na coleção de compostos Fluka supostamente não semelhantes a medicamentos. Todos os fragmentos com uma frequência global superior a um determinado limiar foram agrupados de forma inversa, a fim de remover fragmentos altamente redundantes. Para os restantes fragmentos, a pontuação de toxicodependência foi determinada como o logaritmo do 26ogs26ibu das frequências em drogas comercializadas versus produtos químicos Fluka.

Pontuação do medicamento

A pontuação do medicamento combina a semelhança com o medicamento, o cLogP, o 26ogs, o peso molecular e os riscos de toxicidade num valor prático que pode ser utilizado para avaliar o potencial global do composto para ser considerado um medicamento. Este valor é calculado através da multiplicação das 26ogs26ibuções das propriedades individuais com a primeira equação:

$$ds = \prod (\tfrac{1}{2} + \tfrac{1}{2} s_i) \cdot \prod t_i$$

$$s = \frac{1}{1 + e^{ap+b}}$$

ds é a pontuação do medicamento. Si são as contribuições calculadas diretamente a partir de cLogP, 27ogs, peso molar e toxicidade (pi) através da segunda equação que descreve uma curva spline. Os parâmetros a e b são (1, - 5), (1, 5), (0,012, -6) e (1, 0) para cLogP, 27ogs, molweight e druglikeness, respetivamente. Ti são as contribuições retiradas dos 4 tipos de risco de toxicidade. Os valores de ti são 1,0, 0,8 e 0,6 para nenhum risco, risco médio e risco elevado, respetivamente.

Quadro OSIRIS :

	NCM-1	NCM-2	NCM-3	NCM-4	NCM-5	NCM-6
Avaliação da toxicidade [A]Mutagénico [B].Tumorogénico [C]Irritante [D]Eficaz para a reprodução	Moderado Moderado Irritante Normal	Moderado Moderado Irritante Normal	Moderado Moderado Irritante Normal	Moderado Moderado Irritante Normal	Moderado Moderado Irritante Normal	Moderado Moderado Irritante Normal
cLog P	8.99	8.99	8.07	8.37	8.24	8.24
Solubilidade	-11.06	-11.06	-10.03	-10.33	-10.79	-10.79
Semelhança com drogas	-6.9	-6.19	- 4.05	- 4.17	-9.49	-7.04
Pontuação do medicamento	0.04	0.04	0.03	0.05	0.04	0.04

4.6 DADOS ESPECTRAIS

N,N'-Bis (3-Nitrofenil)-N'' -[6-(2-cloro fenil) -4-p-nitro fenil-6H- [1,3]tiazin-2-il]-[1,3,5]triazina 2,4,6-triamina

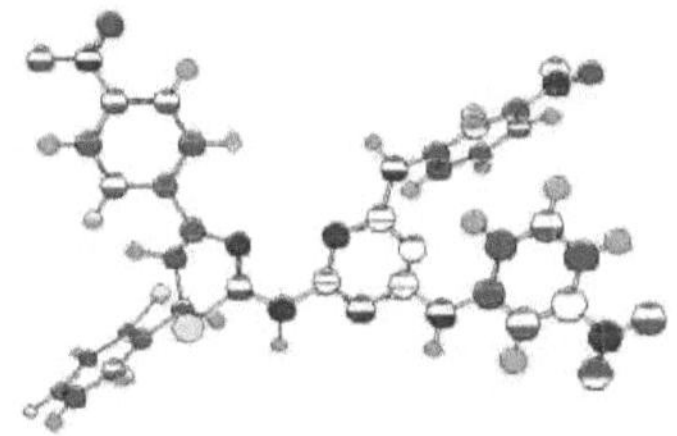

N.º de código - NCM-1 Ponto de fusão: 174- 176 C
Estado físico: Cristais amarelos

Rendimento: 85,56%

Rf : 0,31

Solubilidade: DMSO,DI-OXANO, Etanol.

F.T.I.R : (Amostra -1.001)

3385 (estiramento N-H, -NH2), 2927 (estiramento C-H, Aromático), 1528 Aromático (estiramento C=C do anel), 1599 (estiramento -C=N do anel), 1348 (grupo Nitro) ,

[1]RMN de H (300 MHz, CDCl3):

δ 6,67 (d, 1H, J=6,8Hz, Ar-H), δ 6,97 (S, 1H, J=5,5Hz, Ar-H), δ 7,39 (d, 1H, J=8Hz, Ar-H), δ 7.55 (d,

1H, J=9,2Hz, Ar-H), δ 8,127 (d, 1H, J=6,8Hz, 1H, Ar-H), δ 3,702 (s, 1H, NH), δ 3,57 (s, 1H, NH), δ 8,59

[13]RMN de C (300 MHz, CDCl3):

δ148.60 ,129.80 ,129.16 ,127.22 ,126.48 ,123.86 ,113.91 , 77.43 ,77.01 ,76.58 ,67.05 ,30.29

Espectro de massa:

655,1 (22) [M+H]+ , 528 (100), 388,1 (11), 306,0 (24), 209,0 (6).

N,N'-Bis (3-Nitrofenil)-N" -[6-(p-Nitro fenil) -4-p-Coro fenil-6H- [1,3]tiazina-2-il]-[1,3,5]triazina 2,4,6-triamina

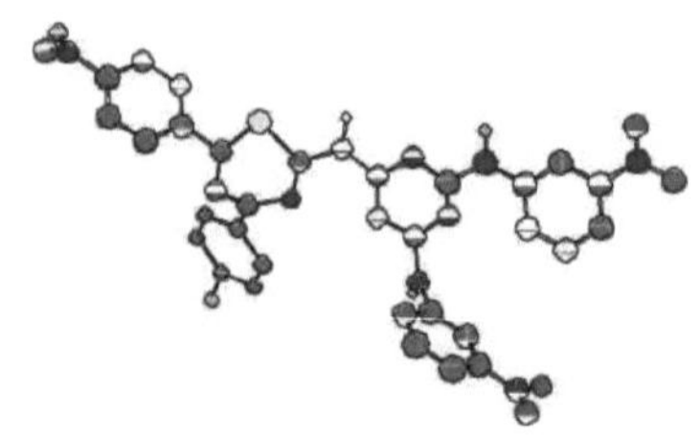

N.º de código: NCM -2 Ponto de fusão: 168- 170 C
Estado físico: cristal castanho claro

Rendimento: 83,01%

Rf : 0,52

Solubilidade: DMSO,DI-OXANO, Etanol.

F.T.I.R : (Amostra -2,001)

3385 (estiramento N-H, -NH2), 2924 (estiramento C-H, Aromático), 1431 Aromático (estiramento C=C do anel), 1522 (estiramento -C=N do anel), 1348 (grupo Nitro) ,1177 (estiramento C- N

^{1}RMN de H (300 MHz, CDCl3):

δ 7.50-7.53 (d, 1H, J=6.8Hz, Ar-H), δ 7.13 (S, 1H, J=5.5Hz, Ar-H), δ 7.87 (d, 1H, J=8Hz, Ar-H), δ 7.99- 8.02 (d, 1H, J=9.2Hz, Ar-H), δ 8.062-8.089 (d, 1H, J=6.8Hz, 1H, Ar-H), δ 3.71 (s, 1H, NH), δ 3.79 (s,1H

^{13}RMN de C (300 MHz, CDCl3):

δ 77.427 ,77.003 ,76.580 ,67.059

Espectro de massa:

655,1 (22) [M+H]$^+$, 528 (100), 472,0 (11), 306,0 (24), 209,0 (6).

N,N'-Bis (3-Nitrofenil)-N" -[6-(O-Nitro fenil) -4-Hidroxifenil-6H- [1,3]tiazina-2-il]-[1,3,5]triazina 2,4,6-triamina

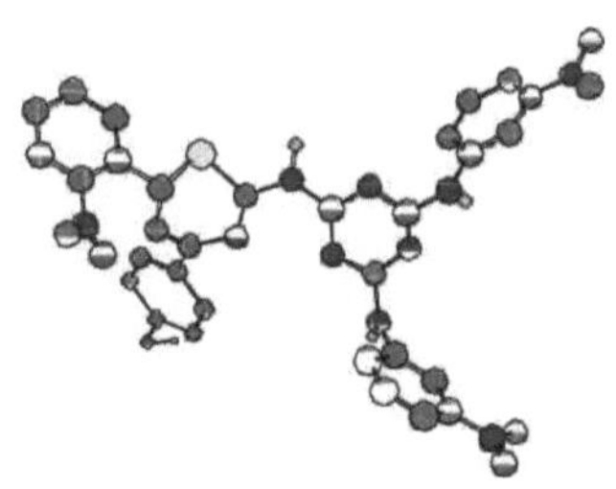

N.º de código - NCM : 3 Ponto de fusão: 182- 184 C
Estado físico: Cristais de cor amarela clara

Rendimento: 65,76%

Rf : 0,46

Solubilidade: DMSO, DI-OXANO, Etanol.

F.T.I.R : (Amostra -3.001)

3383 (estiramento N-H, -NH2), 3567 (estiramento O-H) 2366 (estiramento C-H, Aromático), 1527 Aromático (estiramento C=C do anel), 1570 (estiramento -C=N do anel),

¹RMN de H (300 MHz, CDCl3 + DMSO):
δ 6,92-7,95 (d, 1H, J=6,8Hz, Ar-H), δ 8,66 (S, 1H, J=5,5Hz, Ar-H), δ 7,48
7,51 (d, 1H, J=8Hz, Ar-H), δ 7,55-7,58 (d, 1H, J=9,2Hz, Ar-H), δ 8,18-8,20 (d, 1H, J=6,8Hz, 1H, Ar-H), δ 3,64 (s, 1H, NH), δ 3,70 (s, 1H, NH), δ 3,78 (s, 1H, NH

¹³C NMR (400 MHz, CDCl3):
δ 148.44 ,133.54 ,130.38 ,129.33 ,124.85 ,122.25 , 77.43 ,77.00 ,76.58 , 40.49 ,40.21 ,39.93 ,39.65
,39.38

Espectro de massa:
657,19 (2,5) [M+H]⁺ , 540 (1,2), 390,07 (1,5), 270,08 (100), 219,10 (2).

N,N'-Bis (3-Nitrofenil)-N" -[6-(O-Nitro fenil) -4-fenil-6H- [1,3]tiazina-2-il]-[1,3,5]triazina 2,4,6-triamina

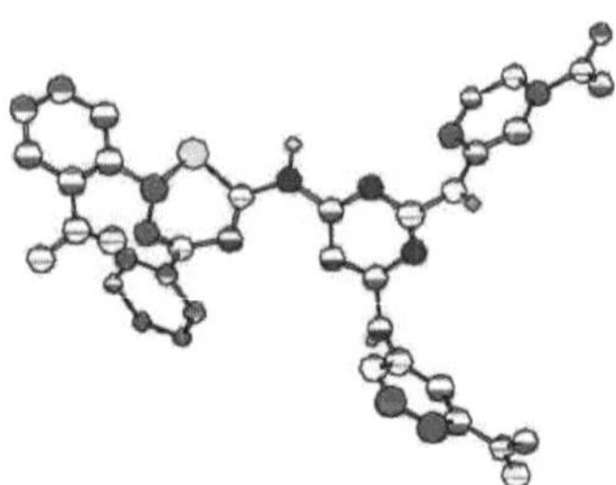

N.º de código - NCM : 4 Ponto de fusão: 145- 147 C

Estado físico: Cristais negros

Rendimento: 73,0%

Rf : 0,56

Solubilidade: DMSO, DI-OXANO, Etanol.

F.T.I.R : (Amostra -2,001)

3278 (estiramento N-H, -NH2), 2927 (estiramento C-H, Aromático), 1577 Aromático (estiramento C=C do anel), 1529 (estiramento -C=N do anel), deformação), 1238 (C-Sstretch)

¹RMN de H (300 MHz, CDCl3):

6,91-7,98 (d, 1H, J=6,8Hz, Ar-H), δ 8,66 (S, 1H, J=5,5Hz, Ar-H), δ 7,42 7,44 (d, 1H, J=8Hz, Ar-H), δ 7,73 (d, 1H, J=9,2Hz, Ar-H), δ 7,99-8,01(d, 1H,

¹³C NMR (400 MHz, CDCl3):

δ 170.420 ,133.946 ,114.918 ,77.656 ,77.232 ,76.809

Espectro de massa:

612 (10) [M+H]⁺ , 525,1 (25), 378,1 (12), 251,1 (5), 206,0 (30).

N,N'-Bis (3-Nitrofenil)-N'' -[6-(O-Nitro fenil) -4-p-Nitro fenil-6H- [1,3]tiazin-2-il]-[1,3,5]triazina 2,4,6-triamina

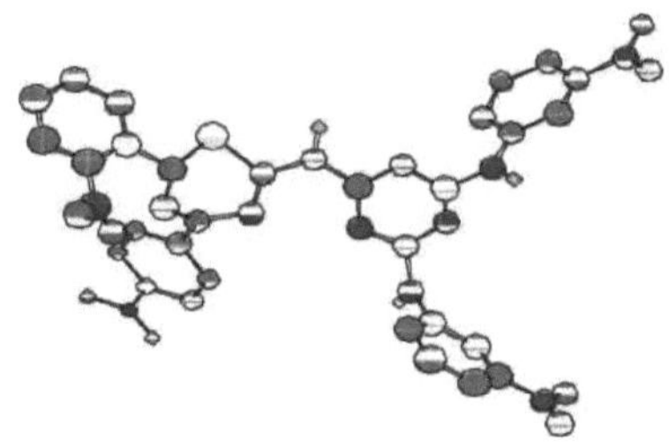

N.º de código - NCM : 5 Ponto de fusão: 169- 171 C

Estado físico: Cristais amarelos

Rendimento: 40,78%

Rf : 0,51

Solubilidade: DMSO,DI-OXANO, Etanol.

F.T.I.R : (Amostra -4.001)

3276 (estiramento N-H, -NH2), 2366 (estiramento C-H, Aromático), 1585-1433 Aromático (estiramento C=C do anel), 1613 (- estiramento C=N do anel), 1348 (grupo Nitro) ,

^{1}RMN de H (300 MHz, CDCl3):

6.710-7.716 (d, 1H, J=6.8Hz, Ar-H), δ 8.62 (S, 1H, J=5.5Hz, Ar-H), δ 7.957.97 (d, 1H, J=8Hz, Ar-H), δ7.73 (d, 1H, J=9.2Hz, Ar-H), δ 7.90(d, 1H, J=6.8Hz, 1H, Ar-H), δ 4.07 (s, 1H, NH), δ 3.78 (s, 1H, NH), δ3.70(1H,NH),δ3.63   (s,1H, NH), δ7.79 (d,1H,J=8)

^{13}C NMR (400 MHz, CDCl3):

δ 129.84 ,126.45 , 77.43 ,77.00 , 76.58 , 29.67

Espectro de massa:

424,17 (2) [M+H]$^+$, 401 (1,5), 296 (1,4), 263,0 (100), 195,0 (2,5).

N,N'-Bis (3-Nitrofenil)-N" -[6-(p-Nitro fenil) -4-p-Nitro fenil-6H- [1,3]tiazin-2-il]-[1,3,5]triazina 2,4,6-triamina

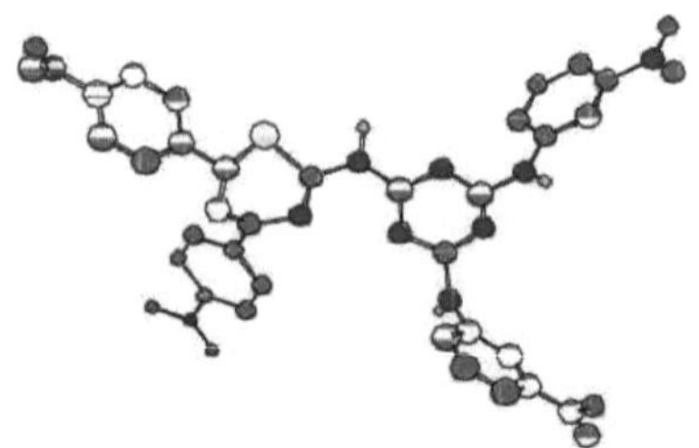

N.º de código - NCM : 6 Ponto de fusão: 154- 156 C

Estado físico: Cristais amarelos

Rendimento: 68,45%

Rf : 0,47

Solubilidade: DMSO, DI-OXANO, Etanol.

F.T.I.R : (Amostra -2,001)

3384 (estiramento N-H, -NH2), 1522 Aromático (estiramento do anel C=C), 1348 (grupo nitro) ,1177 (estiramento C-N),994 (deformação N-H) 1400.25-1092.77 estiramento S)

¹H NMR (300 MHz):

δ 8.72-8.35 (d, 1H, J=8.8Hz, Ar-H), δ 8.31-8.29 (d, 1H, J=8.4Hz, Ar-H), δ 8.20-8.18 (d, 1H, J=8.8Hz, Ar-H), δ 8.15-8.13 (d, 1H, J=7.2Hz, Ar-H), δ 8.10-8.08 (d, 1H, J=8.4Hz, 1H, Ar-H), δ 8.01-7.99 (d, 1H, J=8.8Hz, 1H, Ar- H),57.94-7.92(d,1H

¹³RMN de C (400 MHz, CDCl3):

δ 101.513 , 77.656 ,77.232 , 76.808 ,49.217 , 23.902

Espectro de massa:

424,17 (2) [M+H]⁺ , 401 (1,5), 296 (1,4), 263,0 (100), 195,0 (2,5).

CAPÍTULO 5:
Resultados e âmbito futuro

5.0 Resultado

Seis derivados de 2,4,6-trisubstituídos-1,3,5-triazina foram sintetizados. A triazina foi substituída por tiazina substituída e os derivados sintetizados foram analisados quanto à sua atividade antibacteriana *in vitro*. Os compostos foram caracterizados por vários métodos espectrométricos. Os espectros FT-IR de todos os compostos sintetizados foram registados e estão incluídos no Apêndice 1. Os espectros de infravermelhos de todos os compostos sintetizados mostraram bandas de absorção que são a prova de que os grupos presentes na estrutura dos compostos sintetizados. Os espectros[1] H NMR (Proton NMR) e[13] C NMR (Carbon NMR) de todos os compostos sintetizados também foram registados e estão incluídos no Apêndice 2. Com a ajuda de[1] H NMR, identificamos a presença do número de átomos de hidrogénio na estrutura. Estes foram também apoiados por[13] C NMR peak shifts através dos quais todos sabemos da presença de átomos de carbono na estrutura. Os espectros de massa de todos os compostos sintetizados foram registados e estão incluídos no Apêndice 3. Os picos de iões moleculares de todos os compostos sintetizados foram obtidos nos espectros de massa, o que ajudou a conhecer exatamente o peso molecular dos derivados. Os compostos N,N'-Bis (3-Nitrofenil)-N" -[6-(O-Nitro fenil) -4-fenil-6H- [1,3]tiazin-2-il]-[1,3,5]triazina 2,4,6-triamina NCM-1 a NCM-6 apresentaram uma atividade significativa contra organismos Gram-positivos do que contra organismos Gramnegativos. Registou-se que o NCM-3 apresenta uma atividade mais potente contra *E.coli* e que o NCM-6 apresenta uma atividade equipotente contra o mesmo organismo em comparação com o padrão de referência Levofolaxacina. A atividade dos compostos NCM-1, NCM-2 e NCM-4 contra *S.aureus* e o resto dos compostos significativamente activos contra a mesma espécie. Todos os derivados de 1,3,5-triazina têm uma atividade moderada contra bactérias Gram-negativas. Os compostos NCM-1, NCM-4 e NCM-5 apresentam uma atividade menor ou nula contra *B. cerus* e os outros derivados de 1,3,5-triazina apresentam uma atividade significativa. Entre todos os derivados, os compostos de anilina nitro-substituída foram mais potentes, pelo que se concentrou na síntese de derivados de triazina com os diferentes grupos presentes na tiazina em 2,4,6-trissubstituída-1,3,5-triazina. A 3-nitro anilina na posição 2,4 da 1,3,5-triazina e a 1,3-tiazina-2-amina substituída (NCM-3) na posição 6 da 2,4,6-trissubstituída-1,3,5-triazina mostram uma atividade antibacteriana substancial contra todos os organismos testados, em *E.coli* revelou-se equipotente e menos ativa.

	$A\ 20\ \mu g\ ml^{\,1}$ **Zona de inibição (em mm)**			
	Bactérias Gram (+)		**Grama (-)**	
	Bacillus subtilis	*Bacillus cereus*	*ttaphylococcus aureus*	*Cherychia coli*
NCM-1	*29*	*14*	*38*	*35*
NCM-2	*27*	*34*	*35*	*22*
NCM-3	*38*	*28*	*27*	*37*
NCM-4	*24*	*09*	*31*	*24*
NCM-5	*32*	*18*	*29*	*27*
NCM-6	*34*	*30*	*31*	*38*
Levofloxacina	*44*	*40*	*42*	*46*

5.1 Conclusão e âmbito futuro

A resistência aos agentes antimicrobianos (RAM) tem resultado em morbilidade e mortalidade decorrentes de falhas no tratamento e no aumento dos custos dos cuidados de saúde. Embora a definição exacta do risco para a saúde pública e a estimativa do aumento dos custos não seja uma tarefa simples, existem poucas dúvidas de que a resistência emergente aos antibióticos constitui um grave problema mundial. A utilização inadequada resulta do facto de os médicos fornecerem medicamentos antimicrobianos para tratar infecções virais, utilizarem critérios inadequados para o diagnóstico de infecções que podem ter uma etiologia bacteriana, prescreverem desnecessariamente agentes de largo espetro e dispendiosos e não seguirem as recomendações estabelecidas para a utilização da quimioprofilaxia. A disponibilidade de antibióticos sem receita médica, apesar dos regulamentos em contrário, também alimenta a utilização inadequada de medicamentos antimicrobianos na Índia. A fácil disponibilidade de medicamentos antimicrobianos leva à sua incorporação em remédios à base de plantas ou "populares", o que também aumenta a utilização inadequada destes agentes.

A utilização generalizada de antibióticos exerce uma pressão selectiva que actua como uma força motriz no desenvolvimento da resistência aos antibióticos. A associação entre o aumento das taxas de utilização de antimicrobianos e a resistência foi documentada para as infecções nosocomiais, bem como para as infecções resistentes adquiridas na comunidade. Os factores de resistência, particularmente os transportados em elementos móveis, podem propagar-se rapidamente nas populações humanas e animais. Os agentes patogénicos multirresistentes viajam não só localmente, mas também globalmente, com agentes patogénicos recentemente introduzidos a propagarem-se rapidamente em hospedeiros susceptíveis. Os padrões de resistência aos antibióticos podem variar a nível local e regional, pelo que os dados de vigilância devem ser recolhidos a partir de fontes sentinela selecionadas. Os padrões podem mudar rapidamente e têm de ser monitorizados de perto devido às suas implicações para a saúde pública e como indicador da utilização adequada ou inadequada de antibióticos pelos médicos nessa área. Esta é a razão pela qual a investigação está em curso para sintetizar novas classes de antibióticos a intervalos regulares.

Nova classe de fármacos com diferentes tipos de anéis hetrocíclicos. Tendo em mente o objetivo, trabalho na síntese de uma série de 2,4,6-tri-substituídos- [1,3,5]-triazina. O bom rendimento em tempos de reação curtos, pode impor este procedimento como uma alternativa útil e atractiva aos antibacterianos atualmente disponíveis. Com o objetivo de investigar um composto para a resistência bacteriana, verifiquei que a maioria dos compostos apresentou uma atividade antibacteriana *in vitro* moderada a significativa. Os compostos NCM-1 a NCM-6 apresentaram uma atividade significativa contra organismos Gram-negativos e Gram-positivos, com referência à levofloxacina como padrão.

Assim, conclui-se que os derivados meta-substituídos de nitro-anilina e 1,3-tiazina-2-amina substituídos em [1,3,5]-triazina são uma abordagem fundamental para a conceção de novos agentes antibacterianos. Os pormenores experimentais do esquema de síntese dos compostos aqui relatados foram cuidadosamente documentados, de modo a poderem ajudar os outros investigadores nos seus esforços para criar novos compostos antibacterianos no futuro. Com base nestas descobertas, o presente estudo trata da síntese de análogos híbridos de 1,3-tiazina-1,3,5-triazina como esqueleto central ligado através de ligações -NH- e da determinação da sua atividade antibacteriana.

CAPÍTULO 6:
Referências

6.0 Referências [1] N. Woodford, Novel agents for the treatment of resistant Gram-positive infections, Exp. Opin. Investig. Drugs 12 (2003) 117-137.

[2] M. Khare, D. Keady, Antimicrobial therapy of methicillin resistant Staphylococcus aureus infection, Exp. Opin. Pharmacother. 4 (2003) 165-177.

[3] J.M. Hamilton-Miller, Vancomycin-Resistant, Staphylococus aureus: a real and present danger? Infeção 30 (2002) 118-124.

[4] L.B. Rice, Antimicrobial resistance in Gram-positive bacteria (Resistência antimicrobiana em bactérias Gram-positivas), Am. J. Infect. Control 34 (2006) S11-S19.

[5] S. Tsiodras, H.S. Gold, G. Sakoulas, et al., Linezolid resistance in a clinical isolate of Staphylococcus aureus, Lancet 358 (2001) 207-208.

[6] P.K. Lakshmi, J. Haddad, S. Mobashery, Aminoglycosides: perspectives on mechanisms of action and resistance and strategies to counter resistance, Antimicrob. Agents Chemother. 44 (2000) 3249-3256.

[7] F. Franceschi, E.M. Duffy, Structure-based drug design meets the ribosome, Biochem. Pharmacol. 71 (2006) 1016-1025.

[8] J. Poehlsgaard, S. Douthwaite, The bacterial ribosome as a target for antibiotics, Nat. Rev. Microbiol. 3 (2005) 870-881.

[9] T. Tenson, A. Mankin, Antibiotics and the ribosome, Mol. Microbiol. 59 (2006) 1664-1677. [10] Y. Zhou, Z. Sun, V.E. Gregor, et al., Structure-guided discovery of novel aminoglycosie mimetics as antibacterial translation inhibitors, Antimicrob. Agents Chemother. 49 (2005) 4942-4949.

[11] Y. Zhou, Z. Sun, J.M. Froelich, et al., Structure-activity relationships of noval antibacterial translation inhibitors: 3,5-diamino-piperidinil triazinas, Bioorg. Med. Chem. Lett. 16 (2006) 5451-5456.

[12] Y. Zhou, V.E. Gregor, B.K. Ayida, et al., Synthesis SAR of 3,5- diaminopiperidine derivatives: novel antibacterial translation inhibitors as aminoglycoside mimetics, Bioorg. Med. Chem. Lett. 17 (2007) 1206-1210

13] R.D. Cramer III, D.E. Patterson, J.D. Bunce, Análise comparativa de campos moleculares (CoMFA). 1. Effect of shape on binding of steroids to carrier proteins, J. Am. Chem. Soc. 110 (1988) 5959-5967.

14] M. Bohm, J. Sturzebecher, G. Klebe, Three-dimensional quantitative structure-activity relationship analyses using comparative molecular field analysis and comparative molecular similarity indices analysis to elucidate selectivity differences of inhibitors binding to trypsin, thrombin, and fator Xa, J. Med. Chem. 42 (1999) 458-477.

[15] Sybyl 6.8.1, Tripos Inc., 1699 South Hanely Road, St. Louis, MO 63144, U.S.A.

[16] M. Clark, R.D. Cramer III, N. Van Opdenbosch, Validação do campo de forças de uso geral Tripos 5.2, J. Comput. Chem. 10 (1989) 982-1012.

[17] J. Gasteiger, M. Marsili, Iterative partial equalization of orbital. Eletronegatividade - um acesso rápido às cargas atómicas, Tetrahedron 36 (1980) 3219-3228.

[18] J.J.P. Stewart, MOPAC: um programa orbital molecular semi-empírico, J. Comput. Aided Mol. Des. 4 (1990) 1-103.

[19] H. Kubinyi (Ed.), 3D-QSAR in Drug Design. Theory, Methods and Applications, ESCOM, Leiden, Países Baixos, 1993, pp. 443-485.

[20] L. Stahle, S. Wold, Multivariate data analysis and experimental design in biomedical research, Prog. Med. Chem. 25 (1988) 292-338.

[21] R.D. Cramer III, J.D. Bunce, D.E. Patterson, I.E. Frank, Crossvalidation, bootstrapping, and partial least squares compared with multiple regression in conventional QSAR studies, Quant. Struct. Act. Relat. 7 (1988) 18-25.

[22] S.J.Weiner, P.A. Kollman, D.A. Case, et al., New force field for molecular mechanical simulation of nucleic acids and proteins, J. Am. Chem. Soc. 106 (1984) 765-784.

[23] S.J. Weiner, P.A. Kollman, D.T. Nguyen, D.A. Case, An all atom force field for simulations of proteins and nucleic acids, J. Comput. Chem. 7 (1986) 230-252.

[24] G. Kliebe, U. Abraham, T. Mietzner, Molecular similarity indices in a comparative analysis (CoMSIA) of drug molecules to correlate and predict their biological activity, J. Med. Chem. 37 (1994) 4130-4146.

[26] G.M. Morris, S.G. David, S.H. Robert, H. Ruth, E.H. William, K.B. Richard, J.O. Arthur, Automated docking using a Lamarckian genetic algorithm and an empirical binding free energy function, J. Comp. Chem. 19 (1998) 1639-1662.

[27] M.L. Verdonk, G. Chessari, J.C. Cole, M.J. Hartshorn, C.W. Murray, J.W.M. Nissink, R.D. Taylor, R. Taylor, Modeling water molecules in proteinligand docking using GOLD, J. Med. Chem. 48 (2005) 6504-6515.

[28] C. de Graaf, P. Pospisil, W. Pos, G. Folkers, N.P.E. Vermeulen, Binding mode prediction of cytochrome P450 and thymidine kinase protein-ligand complexes by consideration of water and rescoring in automated docking,J. Med. Chem. 48 (2005) 2308-2318.

[29] M. Fornabaio, F. Spyrakis, A. Mozzarelli, P. Cozzini, D.J. Abraham, G.E. Kellogg, Simple, intuitive calculations of free energy of binding for proteinligand complexes. 3. The free energy contribution of structural water molecules in HIV-1 protease complexes, J. Med. Chem. 47 (2004) 4507-4516.

[30] N. Moitessier, E. Westhof, S. Hanessian, Docking of aminoglycosides tohydrated and flexible RNA, J. Med. Chem. 49

[31] Bharti SK, Nath G, Tilak R, Singh SK (2010) Síntese, actividades antibacterianas e antifúngicas de algumas novas bases de Schiff contendo um anel tiazóico 2,4-dissubstituído. Eur J Med Chem 45:651-660

[32].Devasia RA, Jones TF, Ward J, Stafford L, Hardin H, Bopp C, Beatty M, Mintz E, Schaffner W (2006) Surto alimentar endémico de Escherichia coli produtora de enterotoxinas do serótipo O169:H41. Am J Med 119:168.e7-168.e10

[33]. Garaj V, Puccetti L, Fasolis G, Jean-Yves Winum, Jean-Louis M, Scozzafava A, Vullo D, Innocentia A, Supurana CT (2005) Inibidores da anidrase carbónica: novas sulfonamidas que incorporam moléculas de 1,3,5-triazina como inibidores das isozimas I, II e IX da anidrase carbónica citosólica e associada a tumores. Bioorg Med Chem Lett 15:3102-3108

[34].Khalil AM, Berghot MA, Gouda MA (2009) Síntese e atividade antibacteriana de alguns novos derivados de tiazóis e tiofenos.Eur J Med Chem 44:4434-4440

[35].Klenke B, Barrett MP, Brun R, Gilbert IH (2003) Antiplasmodialactivity of a series of 1,3,5-triazine-substituted polyamines. J Antimicrob Chemother 52:290-293

[36] Mandal S, Be0rube0 G, Asselin E, Mohammad I, Richardson VJ, Gupta A, Pramanik SK, Williams AL, Mandal SK (2007) Uma nova série de agentes citotóxicos potentes que visam a fase G2/M do ciclo celular e demonstram a morte celular por apoptose em células de cancro da mama humano. Bioorg Med Chem Lett 17: 4955-4960

[National Committee for Clinical Laboratory Standards (1982) Standard methods for dilution antimicrobial susceptibility test for bacteria which grows aerobically. NCCLS, Villanova, p. 242

[38].Projan SJ, Bradford PA (2007) Fármacos antibacterianos de fase tardia na linha de produção clínica. Curr Opin Microbiol 10:441-446

[39] Qadri F, Svennerholm AM, Faruque ASG, Sack RB (2005) Enterotoxigenic Escherichia coli in developing countries: epidemiology, microbiology, clinical features, treatment, and prevention. Clin Microbiol Rev 18:465-483

[40] Sharma P, Rane N, Gurram VK (2004) Síntese e estudos QSAR de derivados de pirimido[4,5- d]pirimidina-2,5-diona como potenciais agentes antimicrobianos. Bioorg Med Chem Lett 14:4185-4190

[41] Srinivas K, Srinivas U, Bhanuprakash K, Harakishore K, Murthy USN, Rao VJ (2006) Síntese e atividade antibacteriana de várias s-triazinas substituídas. Eur J Med Chem 1240- 1246

[42].Bairoch A, Boeckmann B, Ferro S, Gasteiger E (2004). Swiss-Prot: Malabarismo

entre evolução e estabilidade. Brief. Bioinform., 5: 39-55.

[43] Laskowski RA, MacArthur MW, Moss DS, Thornton JM (1993). PROCHECK: Um programa para verificar a qualidade estereoquímica das estruturas proteicas. J. Appl. Cryst., 26: 283-291.

[44].Morris AL, MacArthur MW, Hutchinson EG, Thornton JM (1992). Qualidade estereoquímica das coordenadas da estrutura proteica. Proteins. 12: 345-364.

[45]Schneidman-Duhovny D, Inbar Y, Nussinov R, Wolfson HJ (2005). PatchDock e SymmDock: servidores para acoplamento rígido e simétrico. Nucleic Acids Res., Jul 1(33): W363- W367.

[46].Schneidman-Duhovny D, Inbar Y, Polak V, Shatsky M, Halperin I, Benyamini H, Barzilai A, Dror O, Haspel N, Nussinov R, Wolfson HJ (2003). Levando a geometria ao seu limite: Fast unbound rigid (and hinge-bent) docking. Proteins. 52(1): 107-112.

[47].http://redpoll.pharmacy.ualberta.ca/drugbank/index.html.

[48].http://www.drgreene.com/.

[49].http://www.expasy.org/uniprot.

[50].http://www.felixpets.com.

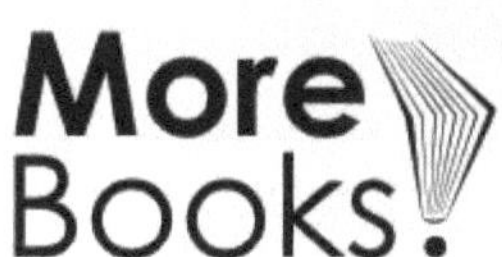

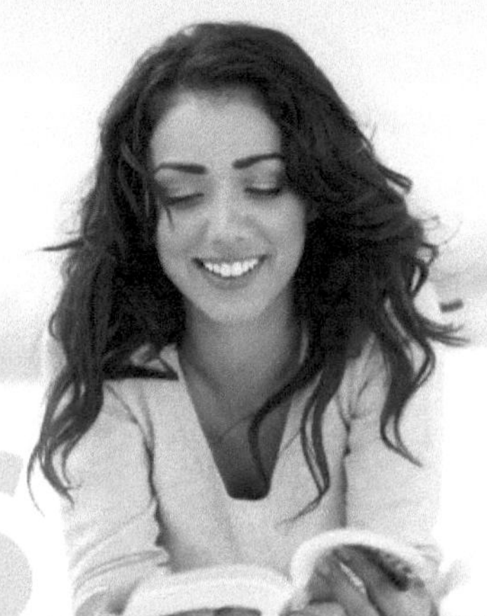

I **want** morebooks!

Buy your books fast and straightforward online - at one of world's fastest growing online book stores! Environmentally sound due to Print-on-Demand technologies.

Buy your books online at
www.morebooks.shop

Compre os seus livros mais rápido e diretamente na internet, em uma das livrarias on-line com o maior crescimento no mundo! Produção que protege o meio ambiente através das tecnologias de impressão sob demanda.

Compre os seus livros on-line em
www.morebooks.shop

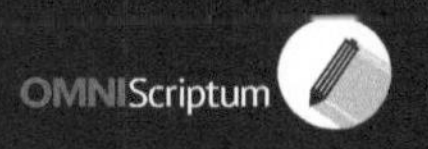

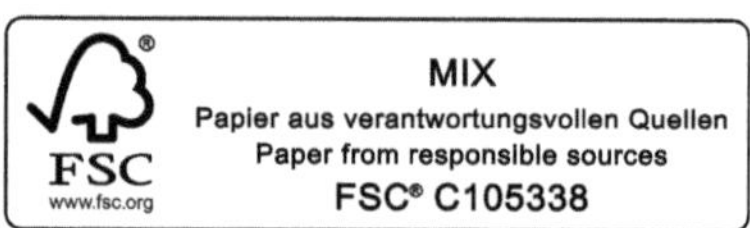

Printed by Books on Demand GmbH, Norderstedt / Germany